짧고 쉬운 가로 세로 낱말 퍼즐

표지 이미지   Designed by Freepik

백 세까지 건강한 뇌, 백 문제로 치매 예방

100세 100문

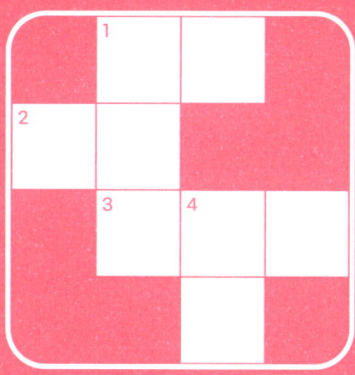

짧고 쉬운 가로 세로 낱말 퍼즐

WG Contents Group 지음

북핀

추천사

뇌 건강의 중요성은 나이나 시기의 문제가 아닙니다. 한창 왕성한 사회활동을 하는 50대, 60대부터 혹시나 하며 치매를 걱정하는 나이의 어르신까지, 그리고 그분들을 챙기는 가족분들과 지역사회의 관련 종사자분들까지 우리 모두가 관심을 가져야 할 문제입니다.

100세 시대를 넘어 120세 시대까지 준비해야 한다는 말이 나오는 요즘에 가장 중요하게 떠오른 것 또한 뇌 건강입니다. 단순히 오래 사는 것이 아니라 건강하게 살기 위해서는 두뇌 운동을 게을리해서는 안 됩니다. 몸 건강을 위해 여러 가지 영양제를 챙겨 먹고 운동도 하는 것처럼 두뇌를 건강하게 만들기 위한 두뇌 운동을 꼭 해야 하고, 그중에서 가장 좋은 두뇌 운동은 매일 짧은 시간이라도 꾸준하게 뇌를 활성화시키는 것입니다.

<100세 100문 가로 세로 낱말 퍼즐>은 자꾸 잊어버리는 어휘를 퀴즈를 풀면서 떠올리고 적어보는 책입니다. 가로 세로 낱말 퍼즐은 전 세계적으로 검증된 뇌의 노화를 막는 활동입니다. 나이가 들면서 우리는 매일 반복적으로 쓰는 어휘만을 사용하면서 자주 쓰는 그 단어조차 잊어버리는 일이 많습니다. 하루 한 장 씩이라도 낱말 퍼즐을 푸는 취미는 뇌의 노화를 막고 젊고 건강한 미래를 대비하는 좋은 습관입니다.

이 책을 통해 우리 사회 모두가 뇌 건강의 중요성을 인식하고 서로서로 챙기고 살피는 계기가 되면 좋겠습니다.

사회복지사 정남희

가로 세로 낱말 퍼즐 푸는 법

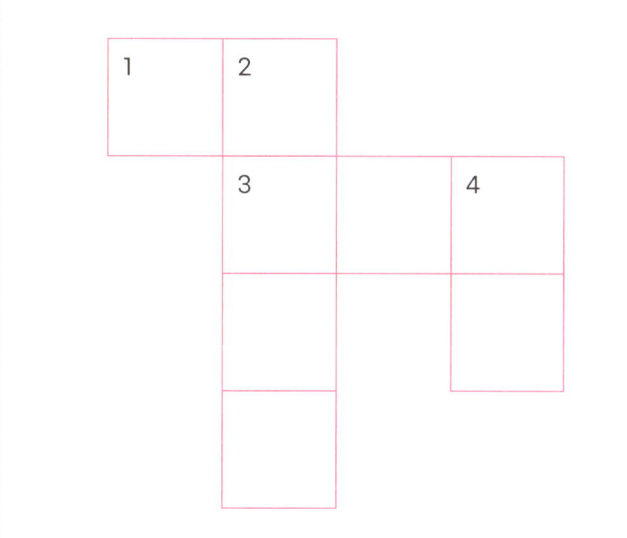

가로 열쇠
1. 밤에 소변을 보기 위해 방 안에 두는 작은 단지처럼 생긴 그릇
3. 처녀나 젊은 여자를 가리키거나 부르는 말

세로 열쇠
2. 강아지 꼬리처럼 생긴, 들이나 길가에 흔히 자라는 부드러운 풀
4. 두 사람이 샅바를 잡고 힘과 재주를 부려 먼저 넘어뜨리는 것으로 승부를 겨루는 우리 고유의 운동

왼쪽 위부터 해당하는 가로 열쇠 또는 세로 열쇠 번호의 힌트를 보고 차례대로 정답을 채워가면서 문제를 풀어주세요.

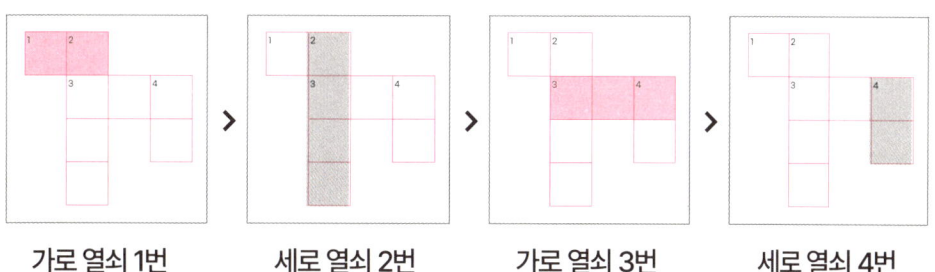

가로 열쇠 1번 > 세로 열쇠 2번 > 가로 열쇠 3번 > 세로 열쇠 4번

1

날짜: 년   월   일   요일   이름:

1	2		
	3		4

가로 열쇠
1. 밤에 소변을 보기 위해 방 안에 두는 작은 단지처럼 생긴 그릇
3. 처녀나 젊은 여자를 가리키거나 부르는 말

세로 열쇠
2. 강아지 꼬리처럼 생긴, 들이나 길가에 흔히 자라는 부드러운 풀
4. 두 사람이 샅바를 잡고 힘과 재주를 부려 먼저 넘어뜨리는 것으로 승부를 겨루는 우리 고유의 운동

날짜: 년 월 일 요일   **이름:**

가로 열쇠
1. 국가나 사회에서 정하여 다 함께 쉬는 날
3. 학생을 가르치고 지도하는 직업을 가진 사람

세로 열쇠
2. 6·25 전쟁의 휴전에 따라서 한반도의 가운데를 가로질러 설정된 군사 경계선
4. 세상에 태어난 날

3

날짜:　　　년　월　일　요일　　　이름:

가로 열쇠

1. 고무로 만들어진 신발
4. 몸은 머리, 가슴, 배로 뚜렷이 구분되며, 허리가 가는 곤충

세로 열쇠

2. 비 온 뒤 햇빛이 날 때 하늘에 나타나는 여러 색의 띠
3. 짚으로 엮어 만든 신. ○○도 제짝이 있다

4

날짜:　　　년　월　일　요일　　　이름:

가로 열쇠

2. 자동차 등이 사람을 치거나 다른 교통 기관과 충돌하는 따위의 사고

세로 열쇠

1. 초등학교를 졸업한 학생들이 다니는 중등 교육 기관
3. 음식을 낮은 온도에서 신선하게 저장하는 가전 제품
4. 혼인으로 인해 두 집안 사이에 맺어진 관계. ○○의 팔촌

5

날짜:　　　　년　월　일　요일　　　이름:

가로 열쇠

1. 대한민국의 수도
3. 위험이나 처벌 등을 피하려고 달아나는 행동

세로 열쇠

2. 눈이 많이 오며 호박엿이 유명한, 동해에 위치한 화산섬
4. 현실적이지 않은 헛된 생각이나 꿈

6

날짜: 년 월 일 요일　　**이름:**

1	2	
	3	4

가로 열쇠

1. 대한민국 남동부에 위치한 큰 항구 도시. 돌아와요 ○○항에
3. 작가가 상상력을 바탕으로 창작한 허구의 이야기나 글

세로 열쇠

2. 생물이 숨쉬는 데 꼭 필요한 기체
4. 강원도에 위치한 아름다운 산. 울산 바위가 유명함

7

날짜: 년 월 일 요일　**이름:**

	1			
2		3		
		4	5	

가로 열쇠

2. 형세나 세력 따위가 한창 왕성한 시기
4. 어떤 사실을 증명할 수 있는 근거

세로 열쇠

1. 가까이에 대덕 연구 단지가 있는, 충청도의 광역시
3. 선물이나 기념으로 남에게 물품을 거저 줌. 장기 ○○ 운동
5. 물체의 모양을 비추어 볼 수 있게 유리 따위로 만든 물건

8

날짜: 년 월 일 요일 **이름:**

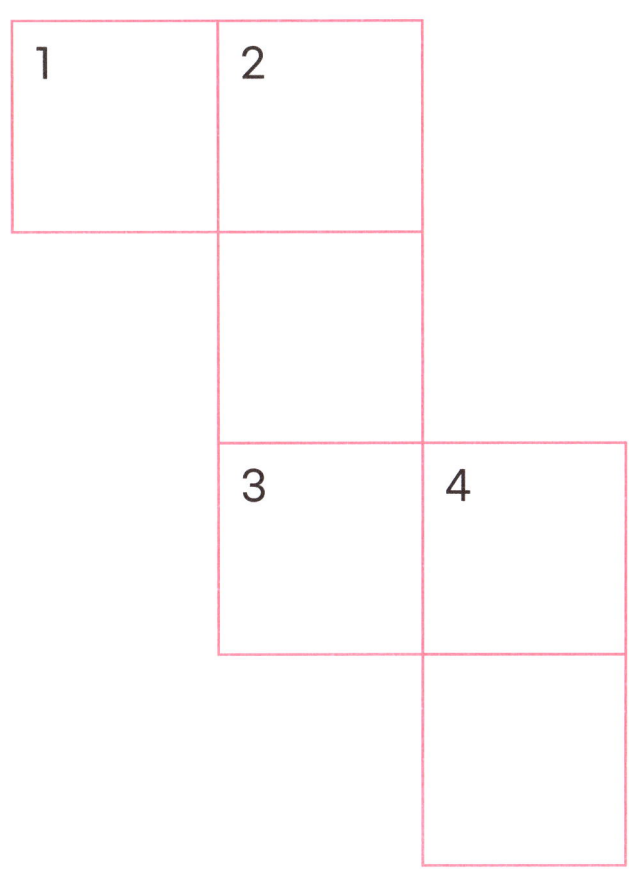

가로 열쇠

1. 비빔밥으로 유명한 전라북도의 도청 소재지
3. 원료나 재료를 가공하여 물건을 만들어 내는 설비를 갖춘 곳

세로 열쇠

2. 연극, 영화, 소설 따위에서 사건의 중심이 되는 인물
4. 나무로 만든 말을 붉은 글자와 푸른 글자의 두 종류로 나누어 판 위에 벌여 놓고, 공격과 수비를 교대로 하여 승부를 가리는 놀이

9

날짜: 년 월 일 요일   이름:

1	2

3	4

5	

가로 열쇠

1. 우리나라 중부를 흐르는 강으로 서울에 있는 큰 강

3. 결혼한 남자를 그 아내에 상대하여 이르는 말

5. 어떤 지역이나 나라의 지형, 도로, 건물 등을 일정한 비율로 줄여 나타낸 그림

세로 열쇠

2. 강의 남쪽 지역. 서울의 한강 이남 지역을 이르기도 함

4. 편지를 쓸 수 있도록 만든 종이

10

날짜: 년   월   일   요일   이름:

가로 열쇠

1. 대학에서 학문을 가르치거나 연구를 하는 사람
3. 주로 방앗간이나 제분소 등에서 사용되는, 물의 힘을 이용해 돌리는 장치

세로 열쇠

2. 수도관을 통해 가정이나 건물로 공급되는 물
4. 일부러 불을 지름

11

날짜: 년 월 일 요일   **이름:**

가로 열쇠

1. 지역이 넓고 인구가 많은 큰 도시

3. 두 편으로 나뉘어 밧줄을 서로 잡아당기며 힘겨루기를 하는 놀이

세로 열쇠

2. 무청이나 배춧잎을 말린 것으로, 나물이나 국의 재료로 씀

4. 강이나 도로 위에 놓여 건너다닐 수 있도록 만든 것

12

가로 열쇠

1. 길이나 자리, 물건 따위를 사양하여 남에게 미루어 줌
3. 유럽 대륙의 동부에서 시베리아에 걸쳐 있는 세계에서 가장 큰 나라

세로 열쇠

2. 물을 데워 실내를 따뜻하게 해주는 장치
4. 배가 고픔. ○○이 반찬

13

날짜: 　　년　월　일　요일　　이름:

가로 열쇠
2. 허균이 쓴 소설 <홍길동전>의 주인공
4. 제대로 배우지 못해 아는 것이 없음

세로 열쇠
1. 여름철에 꽃이 피어서 100일 동안 붉게 핀다는 뜻의 꽃
3. 친구와 비슷한 말로, 늘 친하게 어울리는 사람

14

가로 열쇠

2. 그림이 그려진 48장의 작은 카드로 하는 오락이나 노름
4. 겉과 속이 다름을 나타내는 사자성어. ○리○동

세로 열쇠

1. 먹과 물만을 사용하여 그린 동양화. ○묵○
3. 선거를 할 때 용지에 의사를 표시하여 내는 일

날짜:　　　　년　월　일　요일　　　이름:

가로 열쇠

1. 임진왜란 때 거북선을 만들어 일본군을 물리친 조선의 장군
3. 한 부서의 장

세로 열쇠

2. 눌러서 굳히지 않은 두부
4. 양쪽에 가죽을 대고 한쪽은 손으로, 다른 쪽은 북채로 쳐서 소리를 내는 우리나라의 전통 악기

날짜: 년 월 일 요일　**이름:**

가로 열쇠

1. 퇴직하는 사람에게 회사가 지급하는 돈
2. 일본의 이토 히로부미를 하얼빈역에서 저격한 독립운동가

세로 열쇠

1. 하루 일과를 마치고 직장에서 집으로 돌아가는 것
3. 한 번 이상 사용된 물건

17

날짜: 년 월 일 요일 **이름:**

1			
2		3	
		4	

가로 열쇠
2. 자동차 등이 왼쪽으로 도는 것
4. 덜 여문 어린 호박

세로 열쇠
1. 청산리 전투에서 일본군을 물리친 일제강점기 독립운동가. ○○진
3. 함께 싸운 전우 사이의 깊은 우정과 동지애

날짜: 년 월 일 요일 **이름:**

가로 열쇠
1. 날개나 프로펠러가 달려 공중으로 날아다니는 항공기. ○행○
3. 자녀 중에서 맏이가 되는 아들

세로 열쇠
2. 행사를 진행하는 장소
4. 지구의 남쪽 끝. 펭귄이 사는 곳

19

날짜: 년 월 일 요일   이름:

가로 열쇠

2. 자동차를 세워 두도록 마련한 장소

4. 대사나 외교 사절단이 공무를 처리하는 기관

세로 열쇠

1. 말린 녹색 찻잎. 또는 그 찻잎을 우린 물

3. 된장, 고추장, 간장 등 장을 담은 독(항아리)을 놓는 곳

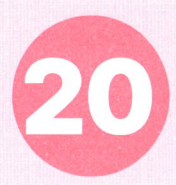

날짜:　　　년　월　일　요일　　　이름:

가로 열쇠

1. 사람이 페달을 밟아 바퀴를 굴려 타는 탈것

3. 땅에 박아 고정시키는 나무 막대기

세로 열쇠

2. 사실이 아닌 말을 하는 것

4. 주로 국이나 찌개를 끓여 먹을 때 쓰이는, 흙으로 만든 깊은 그릇

21

날짜:　　　　　년　월　일　요일　　　이름:

가로 열쇠

2. 눈을 감거나 보호하는 피부와 살의 덮개

4. 밭에서 곡식이나 채소 등을 키우는 농사

세로 열쇠

1. 그해 겨울이 시작된 후 처음으로 내리는 눈

3. 풀들이 무성하게 자란 땅

5. 눈을 뭉쳐서 사람 모양으로 만든 것

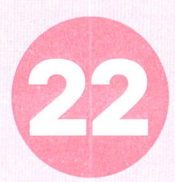

날짜: 년 월 일 요일   이름:

가로 열쇠
1. 위험이나 이상 상태를 알리는 신호나 알림. 호우○○
3. 날씨와 기후를 관측·예보하고 연구하는 곳

세로 열쇠
2. 물건을 싸거나 담을 때 쓰는 네모난 천
4. 고려 시대에 특히 유명했던 푸른빛이 도는 도자기

23

날짜:　　　년　월　일　요일　　이름:

가로 열쇠

2. 사람의 성 아래에 붙여 다른 사람과 구별하여 부르는 말

3. 달이 뜨는 것을 구경하거나 맞이하는 일

세로 열쇠

1. 한 달 중에 가장 둥글고 밝게 뜨는 달

4. 사는 곳을 다른 데로 옮김

24

날짜:　　　년　월　일　요일　　이름:

	1		
2		3	
		4	

가로 열쇠

2. 불을 가지고 놀거나 장난치는 행동

4. 나라나 임금에게 해를 끼치는 사악한 신하. 배신하거나 나쁜 꾀를 부리는 사람

세로 열쇠

1. 연습하는 데에 쓰는 공책

3. 계단이나 다리, 발코니 등의 가장자리에서 넘어지지 않도록 설치한 막대나 울타리

날짜: 년 월 일 요일   **이름:**

가로 열쇠

1. 해가 막 솟아오르는 때. 또는 그런 현상. 해넘이의 반대말

2. 오래도록 삶

3. 화투를 할 때, 한번 내어놓은 패는 물리기 위해 다시 집어 들이지 못함

세로 열쇠

1. 바닷가에서 사람들이 물놀이를 할 수 있도록 마련된 장소

가로 열쇠

1. 운동할 때 신는 신발. 또는 활동하기 편하게 신는 신
3. 남자는 남쪽 사람들이 잘나고, 여자는 북쪽 여자들이 고움을 이르는 말

세로 열쇠

2. 동쪽, 서쪽, 남쪽, 북쪽을 모두 아우르는 말
4. 중국의 수도. 베이징을 한자음으로 읽은 이름

27

날짜: 년 월 일 요일   **이름:**

가로 열쇠
1. 아주 잘 맞는 궁합. 초성 힌트: ㅊㄸㄱㅎ
2. 나무로 집, 가구 등을 만드는 사람

세로 열쇠
1. 찰기가 있는 옥수수
3. 호기심이 가득하여 알고 싶어하는 마음. ○○증

28

날짜: 　　　년　월　일　요일　　　이름:

¹		²	
³			
		⁴	

가로 열쇠

1. 무와 배추를 물에 담가 시원하게 익힌 김치의 한 종류
3. 아내를 허물없이 이르는 말
4. 합창이나 합주 따위에서, 지휘를 하는 사람

세로 열쇠

2. 몸이 길고 미끄러운 작은 민물고기. ○○○○ 한 마리가 온 웅덩이를 흐려 놓는다

29

날짜:　　년　월　일　요일　　이름:

가로 열쇠

2. 깨를 볶아 곱게 빻아 소금과 섞은 양념

4. 1년 동안의 날짜와 요일, 기념일 등이 적힌 표나 책

세로 열쇠

1. 방이나 거리, 물건 등을 깨끗하게 하는 일

3. 경기나 대회에서 1등에게 주는 금으로 만든 메달

날짜: 년 월 일 요일   **이름:**

가로 열쇠
1. 의사의 진료를 돕고 환자를 돌보는 사람
3. 무당, 풍물패 등이 머리에 쓰는, 끝이 뾰족하고 세모지게 만든 모자
5. 음악을 연주하는 데 쓰는 기구

세로 열쇠
2. 뜻밖에 일어난 불행한 일. 교통 ○○
4. 구멍이 좁고 입구가 넓은 도구

31

날짜:　　　년　월　일　요일　　이름:

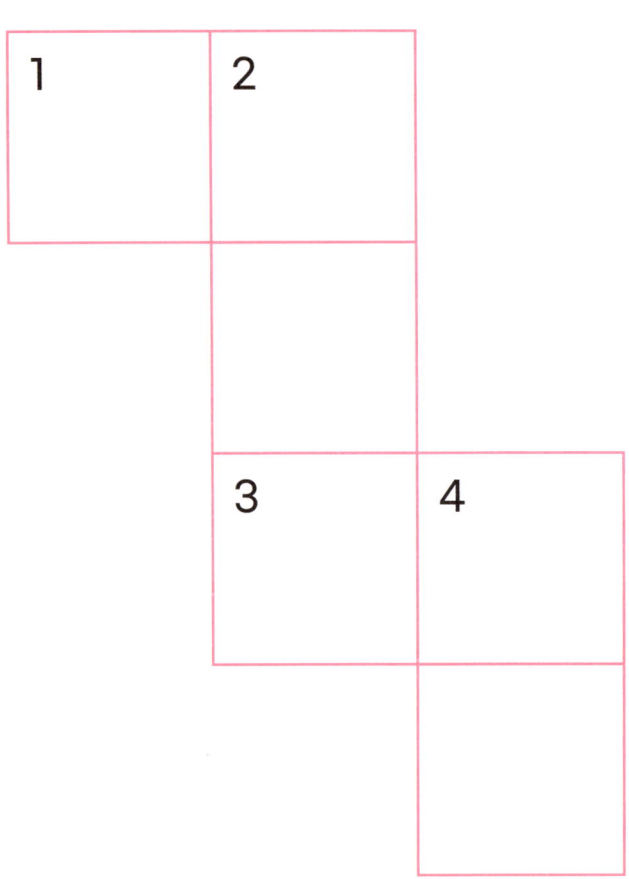

가로 열쇠

1. 몸이 길고 은빛 비늘이 있는 바닷물고기
3. 안에 폭발물이 들어 있어 터지면 큰 피해를 주는 무기나 장치

세로 열쇠

2. 치마의 너비. 또는 치마로 감쌀 수 있는 공간
4. 사람이 태어나는 일. 또는 새로운 것이 처음 생기는 일

날짜: 　　년　월　일　요일　　이름:

가로 열쇠

2. 대한민국의 국기

4. 지나간 일을 되돌아보며 쓴 기록. ○고○

세로 열쇠

1. 노가리, 동태, 코다리 등 다양한 이름으로 불리는 대구과에 속하는 물고기

3. 어떠한 일을 하는 데 적절한 시기나 경우. 절호의 ○○

5. 몸이나 마음의 괴로움과 아픔

가로 열쇠

2. 겉은 초록색, 속은 붉고 씨가 있는 여름 과일
4. 여러 산이 겹치고 겹친 산속

세로 열쇠

1. 비단에 수를 놓은 것처럼 아름다운 산천이라는 뜻으로, 우리나라의 산천을 비유적으로 이르는 말
3. 몰래 정보를 수집하거나 파괴 활동을 하는 사람

날짜: 년 월 일 요일   이름:

가로 열쇠

2. 우리나라를 부르는 말
4. 날 수 있도록 몸 양쪽에 달린 부분

세로 열쇠

1. 나라를 사랑함
3. 한글의 창제를 기념하는 날

날짜: 년 월 일 요일　　**이름:**

가로 열쇠
1. 활이나 총을 백 번 쏘아 백 번 모두 명중한다는 뜻으로, 무슨 일이나 잘 맞음을 이르는 말
3. 자연의 경치인 산과 물을 주제로 하여 그린 동양화

세로 열쇠
2. 정상에 천지가 있는 한반도에서 가장 높은 산
4. 여러 가지 과일을 설탕을 탄 물 등에 넣어 차게 해서 먹는 음식

날짜: 년 월 일 요일   **이름:**

가로 열쇠

2. 자동차 등을 운전할 수 있는 자격을 증명하는 면허증

세로 열쇠

1. 나라의 독립을 위해 싸운 역사적인 활동이나 운동

3. 튀겨서 말린 면에 건더기와 분말수프를 넣고 끓여 먹는 즉석식품

4. 할아버지의 아버지. ○○할아버지

가로 열쇠
1. 우편물을 보내기 위해 붙이는 작은 종이 조각
3. 법원에서 사건을 심리하고 판결을 내리는 사람

세로 열쇠
2. 길이나 장소를 알리거나 안내하는 글이나 그림이 적힌 표지
4. 한옥에서, 안채와 떨어져 바깥주인이 거처하며 손님을 접대하는 방

날짜:　　　　년　월　일　요일　　　이름:

가로 열쇠
1. 곡식을 갈거나 빻을 때 손으로 돌려 사용하는 둥근 돌 도구
3. 산, 강, 마을 등 자연이나 도시의 경치
5. 찰기가 많고 쫀득쫀득한 떡

세로 열쇠
2. 갑자기 세게 부는 바람. 갑자기 사회적으로 많은 관심을 모으는 현상을 이르기도 함. ○○을 일으키다
4. 법을 지키고 질서를 유지하는 일을 하는 사람

가로 열쇠

1. 짠맛이 나는 조미료. 부뚜막의 ○○도 집어넣어야 짜다
3. 휴식을 취하거나 건강을 위해서 천천히 걷는 일

세로 열쇠

2. 경치가 매우 아름다운 것으로 유명한 강원도의 북부에 있는 명산. ○○○도 식후경
4. 몸의 기력을 보충해 주는 약. 음식이 ○○

날짜: 　　년　월　일　요일　　이름:

가로 열쇠

1. 바람을 일으켜 더위를 식히는 전기 기구
3. 선거에서 어떤 직위나 신분을 얻으려고 후보로 나선 사람

세로 열쇠

2. 여러 해에 걸쳐 나타난 기온, 비, 눈, 바람 따위의 평균 상태. ○○ 위기
4. 청력이 약한 사람이 잘 들을 수 있게 소리를 크게 해 주는 보조 기구

41

날짜: 년 월 일 요일   **이름:**

가로 열쇠
2. 병을 진단하고 치료하는 전문 직업을 가진 사람
4. 꽃이 잎보다 먼저 피는 분홍색의 대표 봄꽃

세로 열쇠
1. 진리에 맞는 올바른 도리. 불의의 반대말
3. 어떤 장면이나 사람의 모습을 카메라로 기록한 이미지
5. 닭이 낳은 알

날짜:　　　년　월　일　요일　　　이름:

가로 열쇠
1. 연극, 영화, 드라마 등에서 역할을 맡아 연기하는 사람
3. 아이를 낳을 때 산모를 도와주는 일을 직업으로 하던 사람

세로 열쇠
2. 비나 눈이 올 때 몸을 가리기 위해 쓰는 도구
4. 파리를 때려잡는 데 쓰는 채

날짜: 년 월 일 요일   이름:

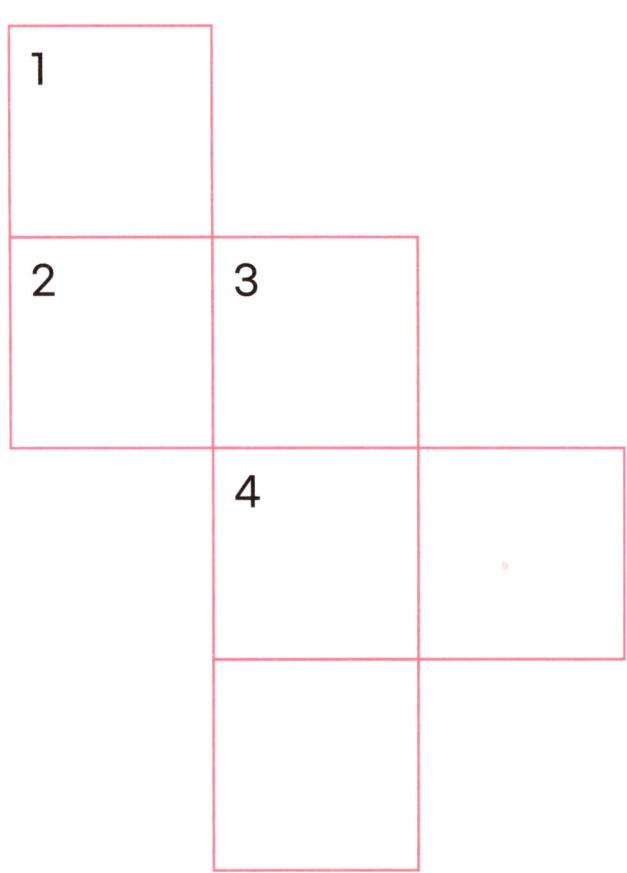

가로 열쇠

2. 병을 잘 고쳐 이름난 의사

4. 범죄의 수사 및 범인의 체포를 직무로 하는 사복 경찰관을 통틀어 이르는 말

세로 열쇠

1. 명단에서 이름을 빼어 자격을 박탈함

3. 의로 맺은 형제

날짜:　　　년　월　일　요일　　이름:

가로 열쇠
1. 고기를 잘게 다져 동글납작하게 뭉쳐 구운 것과 야채 등을 둥근 빵 사이에 끼워 먹는 음식
3. 미술품을 전시하여 관람할 수 있도록 만든 시설

세로 열쇠
2. 실을 뽑아 그물처럼 쳐 놓고 곤충이나 벌레를 잡아먹는 동물. 산 입에 ○○줄 치랴
4. 경치나 문화유산 등이 뛰어나 관광할 만한 장소

날짜: 년 월 일 요일   **이름:**

가로 열쇠
2. 주로 생일날이나 출산 후에 먹는 미역을 주재료로 끓인 국
3. 삶아 내어 물기를 뺀 고기

세로 열쇠
1. 밀가루 반죽을 얇게 밀어 칼로 썬 면을 넣고 끓인 국수
4. 소고기를 익히지 않은 상태로 얇고 가늘게 썰어 갖은 양념을 한 음식

날짜:　　년　월　일　요일　　이름:

가로 열쇠
2. 튀긴 고기에 달콤하고 새콤한 소스를 끼얹어 먹는 중국식 요리
4. 점을 보거나 운세를 봐준 값으로 주는 돈

세로 열쇠
1. 돼지 등뼈를 푹 고아서 우거지, 감자, 깻잎 등을 넣고 얼큰하게 끓인 국물 요리
3. 수영할 때 입는 옷

날짜: 년 월 일 요일   **이름:**

가로 열쇠

1. 멀리 있는 사람과 목소리로 이야기할 수 있게 해주는 기계

3. 실을 쉽게 풀어쓸 수 있도록 뭉치거나 감아놓은 것

세로 열쇠

2. 볼일(대소변)을 보거나 손을 씻는 공간

4. 날지 못하지만 다리가 길고 달리기를 매우 잘하는 아주 큰 새

날짜:　　　　년　월　일　요일　　　이름:

가로 열쇠

2. 건물이나 시설 등을 관리하는 사람
3. 알고 싶어서 묻는 것

세로 열쇠

1. 집이나 건물의 맨 앞 출입문
4. 찹쌀을 쪄서 떡메로 친 다음 네모나게 썰어 고물을 묻힌 떡

49

날짜: 년   월   일   요일   이름:

가로 열쇠

1. 집의 바깥쪽에 덧붙여 지은 좁고 긴 공간. 주로 창문 밖에 있고, 빨래를 널거나 화분을 두는 데 사용함
3. 세계에서 경제·군사적으로 가장 영향력이 큰 국가. 수도는 워싱턴 D.C.

세로 열쇠

1. 동남아시아에 있는 공산주의 국가. 수도는 하노이
2. 옷의 주름을 펴기 위해 사용하는 도구
4. 태극기, 성조기, 일장기 등 한 나라를 상징하도록 정한 깃발

날짜: 년 월 일 요일   이름:

가로 열쇠

2. 주로 정형화되고 구성진 리듬으로 이루어진 우리나라 대중가요의 한 종류
4. 집을 소유하고 있는 사람. 세입자와 반대되는 개념

세로 열쇠

1. 여러 세대가 한 건물 안에서 따로따로 살 수 있게 지은 공동주택
3. 큰 잘못이 아닌데 억지로 끌어내어 흠을 잡는 일

51

가로 열쇠

1. 결혼한 여자가 시집에 들어가서 살림살이를 하는 일. 남의 밑에서 엄격한 감독과 간섭을 받으며 하는 일을 비유적으로 이르는 말
3. 적응하기 어려운 환경에 처할 때 느끼는 심리적·신체적 긴장 상태

세로 열쇠

1. 도심에서 멀리 떨어진 지역을 오가는 장거리 버스
2. 빛 좋은 개○○

가로 열쇠

1. 장래의 일을 상대방과 미리 정하여 어기지 않을 것을 다짐함

3. 수영을 할 수 있는 시설을 갖춘 곳

세로 열쇠

2. 사실을 숨기거나 거짓으로 꾸며 남을 속이는 행동

4. 영어를 사용하며 런던이 수도인 나라

53

날짜: 년   월   일   요일   이름:

가로 열쇠

1. 마음이 맑고 깨끗하며 사욕이나 부정을 저지르지 않음. 청○○백
3. 나라를 다스리는 일. 국가의 권력을 획득·유지·행사하는 활동

세로 열쇠

2. 조선 시대 신분 제도에서 가장 낮은 계급에 속하던 백성으로, 주로 가축을 잡는 일을 하던 사람
4. 몸집이 작고 귀가 크며 털이 짧은 멕시코 원산의 개 품종

날짜:　　　　년　월　일　요일　　이름:

가로 열쇠

1. 사람이나 물고기 따위가 물속에서 이동하려고 움직이는 일
3. 글씨나 그림 따위를 지우는 물건
5. 선천적으로 타고난, 남보다 훨씬 뛰어난 재능을 가진 사람

세로 열쇠

2. 첫 번째 손가락이나 발가락을 이르는 말
4. 우리나라의 건국을 기념하는 국경일

55

날짜: 년 월 일 요일   이름:

가로 열쇠

1. 칼로 음식의 재료를 썰거나 다질 때에 밑에 받치는 것
3. 얼굴에 나타나는 감정이나 기분의 표현
5. 약이 지닌 그 본래의 작용 이외에 부수적으로 일어나는 작용

세로 열쇠

2. 문장의 끝을 나타내는 문장 부호
4. 삼권 분립에 의하여, 행정을 맡아보는 국가 기관

날짜:　　　　년　월　일　요일　　　이름:

가로 열쇠
1. 유칼립투스 잎을 먹으며 낮에는 주로 잠을 자는, 호주에 사는 동물
3. 산, 바다, 강 따위의 밑을 뚫어 만든 철도나 도로 따위의 통로

세로 열쇠
2. 주로 담배를 피울 때 성냥 대신 쓰는 불을 붙이는 데 쓰는 도구
4. 긴 널빤지의 중간을 괴어 놓고 양쪽 끝에 한 사람씩 올라서서 번갈아 뛰어 오르는 놀이

57

날짜: 년   월   일   요일   이름:

가로 열쇠
1. 곡식 따위를 넣고 빻거나 찧으며 떡을 치기도 하는 속이 우묵한 기구
3. 가족의 한 구성원이 주로 결혼 따위로 살림을 차려 따로 나감
4. 게를 간장이나 양념에 재워 숙성시킨 음식

세로 열쇠
2. 동네 골목에 있는 작고 규모가 작은 가게

날짜:　　　년　월　일　요일　　이름:

가로 열쇠
2. 바다에 이는 물결
4. 매실나무의 꽃. 사군자 중 하나

세로 열쇠
1. 사람의 물결이란 뜻으로, 수많은 사람을 이르는 말
3. 물건을 대량으로 들여와 소매상에게 파는 일을 하는 사람이나 가게

가로 열쇠

2. 오빠나 남동생의 아내를 이르는 말
4. 도로 포장에 사용되는 검은색의 재료. 초성 힌트: ㅇㅅㅍㅌ

세로 열쇠

1. 바닥에 바퀴나 날이 달린 신발
3. 어떤 사실을 화제로 삼아 이러쿵저러쿵 쓸데없이 입을 놀리는 일

가로 열쇠

2. 정해진 코스에서 채를 들고 정지해 있는 공을 쳐서 지정된 구멍에 넣는 경기

3. 많은 사람들을 휘어잡거나 순종하게 하는 능력이나 자질

세로 열쇠

1. 이집트, 가나, 케냐, 나이지리아 등이 위치한 대륙

4. 빵가루를 묻힌 돼지고기를 기름에 튀긴 요리

61

날짜: 　　년　월　일　요일　　**이름:**

가로 열쇠
2. 운동 경기나 공연 등을 구경하는 사람들
3. 우리나라가 나라의 주권을 다시 찾은 것을 기념하는 날. 8월 15일

세로 열쇠
1. 기준에 비하여 지나치게 많이 나가는 몸무게. 과○○
2. 몸을 움직일 수 있게 해주는, 두 뼈가 맞닿아 연결된 부분

가로 열쇠

2. 햇빛을 따라 움직이는 여름에 피는 노란 꽃. 씨는 기름을 짜서 쓰거나 식용함
4. 사람 사이에 지켜야 할 바르고 예의 있는 행동

세로 열쇠

1. 앞으로의 날씨 변화를 예측하여 알려 주는 정보
3. 공기의 움직임. 산들○○

가로 열쇠

1. 글자를 한 자도 모를 정도로 무식함
4. 물건이 모두 팔려서 더 이상 남아 있지 않은 상태

세로 열쇠

2. 쇠붙이를 끌어당기는 성질이 있거나 그런 성질을 지닌 물체
3. 음식의 재료가 되는 물품. ○○○ 가게
5. 떡살로 눌러 모나거나 둥글게 만든 떡

64

날짜: 년 월 일 요일   이름:

가로 열쇠

1. 봄철에 먹을 것이 부족해 어려움을 겪는 시기. 보○○개
3. 임금의 명을 받아 몰래 민정을 살피던 조선 시대의 관리

세로 열쇠

2. 기름기가 많고 등 부분에 푸른빛이 도는 물고기. 자반 ○○○
4. 낱말의 뜻이나 용례 등을 모아 풀이한 책

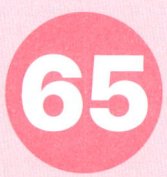

| 날짜: | 년 월 일 요일 | 이름: |

가로 열쇠

2. 음식을 만드는 일을 전문으로 하는 사람

4. 철길 위를 달리는 긴 차량. 사람이나 화물을 실어 나른다.

세로 열쇠

1. 어린이를 위해 만든 짧고 쉬운 노래

3. 사람이나 사물의 모습을 사진으로 찍는 기계. 같은말은 카메라

날짜:　　　년　월　일　요일　　이름:

가로 열쇠

1. 여러 장의 그림이나 글이 이어져 접을 수 있는 큰 장식용 칸막이
3. 긴급 상황 시 사람들이 밖으로 빠져나갈 수 있도록 마련된 출구
4. 줄을 길게 달아 우물물을 긷는 데 쓰는 기구

세로 열쇠

2. 바람에 날려 우박이 흩어진다는 뜻으로, 산산이 부서져 사방으로 날아가거나 흩어짐을 비유적으로 이르는 말. 초성 힌트: ㅍㅂㅂㅅ

67

날짜: 년   월   일   요일   **이름:**

가로 열쇠

1. 자신이 가진 것보다 더 많이 가지려고 하는 마음
3. 전선이나 통신선을 늘여 매기 위하여 세운 기둥

세로 열쇠

2. 맹인 아버지 심학규를 위해 자신의 몸을 희생한 심청의 효심을 그린 조선 후기의 소설
4. 나무의 표면을 반반하고 매끄럽게 깎는 데 쓰는 연장

날짜: 년 월 일 요일   **이름:**

가로 열쇠

1. 사람이 죽거나 떠난 뒤 남긴 재산이나 물건
4. 아들의 성격 등이 아버지로부터 대물림된 것처럼 같거나 비슷함

세로 열쇠

2. 산에서도 싸우고 물에서도 싸웠다는 뜻으로, 세상의 온갖 고생과 어려움을 다 겪었음을 이르는 말. ○전○전
3. 어물을 전문적으로 파는 가게. ○○○ 망신은 꼴뚜기가 시킨다

69

날짜: 년 월 일 요일   이름:

가로 열쇠
2. 일정한 시간 동안 거리를 지나다니거나 집 밖으로 활동하는 것을 못하게 하던 일
4. 지구 내부의 움직임으로 인해 땅이 흔들리는 자연 현상

세로 열쇠
1. 옛날부터 전해 내려오는 양식. ○○문화
3. 금으로 만든 반지

70

날짜:　　　년　월　일　요일　　이름:

1	2	

(crossword grid)

가로 열쇠

1. 전통 혼례 때 신부가 머리에 쓰는 작은 관
3. 곡식을 볶아 곱게 빻은 가루에 물을 타서 마시는 전통 음료

세로 열쇠

2. 몸이 희고 목과 날개 끝이 검은 큰 새. 우리나라 천연기념물
4. 반찬으로 주로 먹는 긴 원통 모양의 자주색 채소

71

날짜: 년 월 일 요일　　**이름:**

가로 열쇠

1. 여자아이가 머리를 땋아 끝에 댕기를 달아 맨 머리 모양
3. 눈 위에서 스키를 탈 수 있도록 조성된 장소

세로 열쇠

2. 세계에서 가장 기록적인 사실들을 모아 엮은 책
4. 옷 따위를 넣어 두는 장과 농을 아울러 이르는 말

72

날짜: 년 월 일 요일   **이름:**

가로 열쇠

1. 활동이 편해서 작업복, 활동복 등으로 널리 입는 파란색 바지
3. 기독교의 교리를 담은 성스러운 경전
5. 집의 앞이나 뒤에 평평하게 닦아 놓은 땅

세로 열쇠

2. 지극한 정성. ○○이면 감천
4. 말을 타고 경주를 벌이는 스포츠의 경기장

가로 열쇠

1. 신랑집에서 함을 지고 신부집으로 가는 사람. 초성 힌트: ㅎㅈㅇㅂ

4. 어수룩하여 이용하기 좋은 사람을 비유적으로 이르는 말

세로 열쇠

2. 진짜인 물품. 복제품의 반대말

3. 은행 등에서 자신의 정보에 다른 사람이 접근할 수 없도록 미리 정해 두는 숫자나 문자열

날짜: 년 월 일 요일   이름:

가로 열쇠

1. 노래를 전문으로 부르는 사람
3. 월요일을 기준으로 한 주의 마지막 날. 휴일로 정해져 있음

세로 열쇠

2. 한 주의 셋째 날. 월요일을 기준으로 보면 세 번째 날
4. 하루 동안 있었던 일이나 느낀 생각을 기록하는 글

75

날짜: 년   월   일   요일   이름:

가로 열쇠
1. 팔꿈치 위나 팔꿈치까지 내려오는 짧은 소매. 또는 그런 옷
3. 시원하고 부드럽게 부는 바람

세로 열쇠
2. 여덟 도의 강과 산. 우리나라 전국을 두루 일컫는 말
4. 어떤 일을 해내거나 경험한 뒤에 느끼는 가치나 만족감

날짜:　　　년　월　일　요일　　이름:

가로 열쇠

2. 주로 아궁이에 걸어 밥이나 음식을 지을 때 사용되는, 두껍고 무거운 쇠로 만든 솥

세로 열쇠

1. 우리나라의 여름철에 일정 기간 많은 비가 내리는 현상
2. 이마에서 정수리까지의 머리카락을 양쪽으로 갈랐을 때 생기는 금
3. 솥을 덮는 뚜껑

날짜: 년   월   일   요일   이름:

가로 열쇠
1. 하루 중 태양이 가장 높이 떠 있는 시각. 일반적으로 낮 12시
3. 그달의 끝 무렵

세로 열쇠
2. 음력 오월과 유월이라는 뜻으로, 여름 한철을 이르는 말. ○○○ 개 팔자
4. 삼복 가운데 마지막에 드는 복날

78

날짜:　　　　년　월　일　요일　　　이름:

	1		
2	3		4

가로 열쇠

2. 한국전쟁 당시 치열한 전투가 벌어졌던 격전지. 백○○지

세로 열쇠

1. 자신의 마음이나 생각을 숨기지 않고 솔직하게 드러내는 일
3. 병균이나 먼지 따위를 막기 위하여 입과 코를 가리는 물건
4. 땅속으로 다니는 전동차로, 도시 교통의 중요한 수단 중 하나

79

날짜: 년 월 일 요일   **이름:**

	1		
2		3	
		4	

가로 열쇠

2. 웃을 때 볼에 오목하게 들어가는 자국

4. 나무의 나이와 생장 상태를 알려주는 줄기 단면의 동심원 무늬

세로 열쇠

1. 재난 등의 어려운 처지에 빠진 사람을 구하여 줌

3. 잎보다 꽃이 먼저 피는, 봄을 알리는 노란 꽃

날짜:　　　년　월　일　요일　　이름:

가로 열쇠

1. 유리로 만든 잔

3. 나라와 나라의 영역을 가르는 경계

4. 바둑이나 장기 따위에서 수가 높음. 또는 그런 사람

세로 열쇠

2. 주로 잔칫날에 먹는 국수라는 뜻으로, 더운 맑은장국에 국수를 말고 갖은 고명을 얹은 음식

81

날짜: 년 월 일 요일　　**이름:**

가로 열쇠

1. ○○○가 뛰면 꼴뚜기도 뛴다
3. 옷감을 매끄럽게 하기 위해 다듬이돌에 놓고 방망이로 두드리는 일

세로 열쇠

2. 두 사람 사이에서 서로를 헐뜯어 관계가 멀어지게 하는 짓
4. 무덤을 옮겨 쓰는 것

날짜: 년   월   일   요일   이름:

가로 열쇠
1. 졸리거나 피곤할 때 저절로 입이 벌어지면서 하는 호흡
3. 열은 열로서 다스린다는 뜻. 삼복더위에 뜨거운 삼계탕을 먹는 일도 이것의 원리

세로 열쇠
2. 힘든 일을 서로 거들어 주면서 품을 지고 갚고 하는 일
4. 자물쇠를 여는 데 쓰는 도구

1		2	
		3	4

가로 열쇠

1. 어두운 곳에서 빛을 내며 날아다니는 곤충
3. 나쁜 꾀로 남을 속임. ○○꾼

세로 열쇠

2. 경주에 있는 신라 시대의 대표적인 불교 사찰
4. '8'자 모양의 울림통과 자루로 이루어진, 손으로 튕기거나 줄을 눌러 연주하는 악기. 통○○

가로 열쇠

2. 산이나 경사진 곳에서 케이블로 연결된 차량을 타고 이동할 수 있는 교통 수단

4. 먼저 아이를 낳은 때로부터 다음 아이를 낳은 때까지의 사이

세로 열쇠

1. 결혼식에서 신부가 손에 드는 꽃다발

3. 자동차를 수리하거나 정비하는 업소

85

날짜: 년 월 일 요일   이름:

1	2		
	3		4

가로 열쇠
1. 지하수를 긷는 곳. ○○에 가 숭늉 찾는다
3. 벼를 심어 가꾸고 거두는 농사

세로 열쇠
2. 갑자기 세차게 쏟아지는 물. 또는 그런 물을 뒤집어쓰게 되는 일
4. 새콤달콤한 맛의 빨간 과일. 홍로, 부사 등이 있음

가로 열쇠

2. 우리나라의 국화

4. 주로 술을 마신 후 속을 풀고자 먹는 국

세로 열쇠

1. 서양식 활로 겨루는 경기. 우리나라의 올림픽 효자 종목

3. 싸움을 멈추고 서로 안 좋은 감정을 풀어 없앰

5. 한국인이 사용하는 언어

87

날짜: 년 월 일 요일   **이름:**

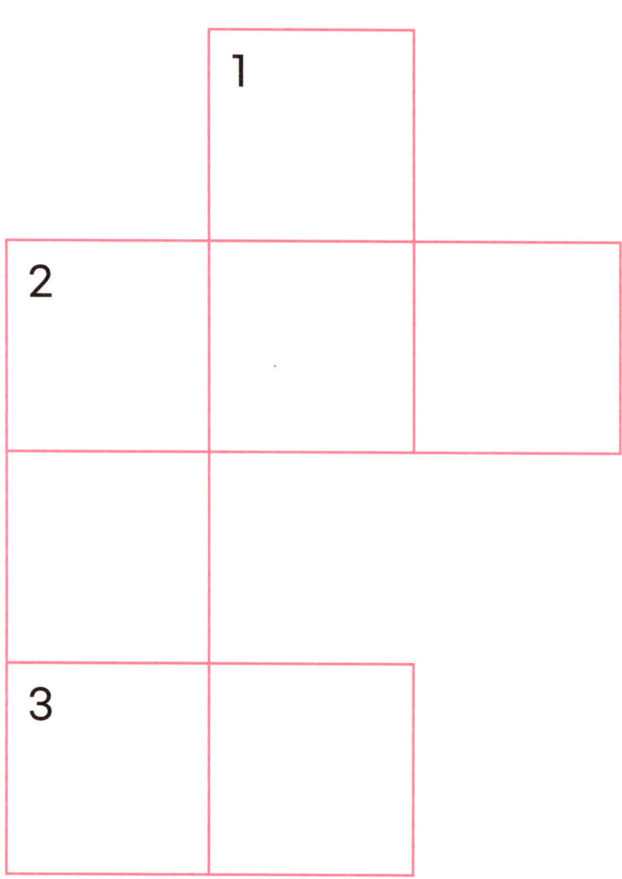

가로 열쇠

2. 여러 사람이 큰 화면으로 영화를 볼 수 있도록 만든 시설
3. 사람들 사이에 떠도는 이야기나 정보

세로 열쇠

1. 어린이를 위하여 동심을 바탕으로 지은 이야기
2. 단백질, 탄수화물, 지방, 비타민, 무기질 등 사람이 건강하게 살아가기 위해 필요한 영양 성분

날짜: 년 월 일 요일 **이름:**

가로 열쇠

1. 새 등을 쫓기 위해 논밭에 세우는 사람 모양의 물건
4. 윗사람이 앉는 자리

세로 열쇠

2. 수수 가루에 팥고물을 켜켜이 얹어 찐 시루떡
3. 비상 시에 피난하기 위해 별도로 설치한 계단

89

날짜: 년 월 일 요일 이름:

가로 열쇠

1. 소설 『서유기』에 등장하는 주인공 원숭이

3. 자개를 박아 장식한 장롱

세로 열쇠

1. 몸에 지니고 다니는 작은 수건

2. 유교의 창시자로 알려진 고대 중국의 철학자. 예와 도덕을 중시함

4. 종아리의 살이 불룩한 부분

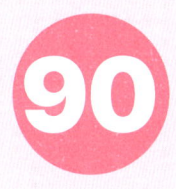

날짜:　　　　년　월　일　요일　　　이름:

가로 열쇠
1. 불을 때 밥을 짓던 아궁이 위의 평평한 부분. ○○○의 소금도 집어넣어야 짜다
3. 선물 등을 장식할 때 쓰는 끈이나 띠

세로 열쇠
2. 쌀로 빚어서 만든 우리나라 고유의 술
4. 사람이 본디부터 가진 성질

91

가로 열쇠

2. 실내에서 신는 신발

4. 강아지와 더불어 대표적인 반려동물. ○○○ 목에 방울 달기

세로 열쇠

1. 사실 그대로 고함. 초성 힌트: ㅇㅅㅈㄱ

3. 인공적으로 만든 꽃. 생화의 반대말

날짜:　　　년　월　일　요일　　이름:

가로 열쇠
1. 몸을 움직여 건강을 유지하거나 체력을 기르기 위해 하는 활동
3. 산삼을 찾기 위해 산을 오르내리며 약초를 캐는 사람

세로 열쇠
2. 타인의 처지나 고통을 이해하고 함께 슬퍼하거나 도와주려는 마음
4. 재빠른 손놀림이나 속임수 따위를 써서 불가능해 보이는 일을 해 보이는 술법이나 구경거리

93

날짜: 년 월 일 요일   **이름:**

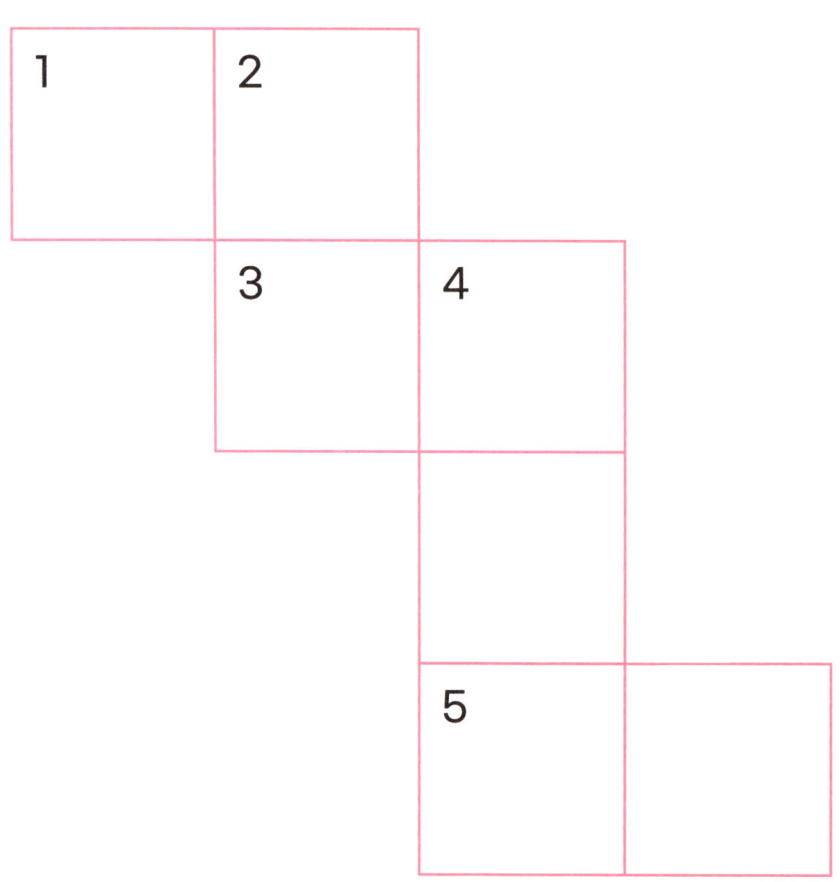

가로 열쇠

1. 소금에 절인 배추나 무 따위를 고춧가루, 파, 마늘 등의 양념에 버무린 뒤 발효를 시킨 한국 전통 음식

3. 몸이 우람하고 힘이 아주 센 사람

5. 몸이나 물건을 깨끗이 씻는 데 사용하는 물건

세로 열쇠

2. 보기 좋게 꾸미거나 장식함

4. 겉으로는 비슷하나 속은 완전히 다름. ○○○ 종교

날짜:　　　년　월　일　요일　　이름:

가로 열쇠
1. 두 손바닥을 마주침
2. 길, 소매, 섶, 깃, 동정, 고름, 끝동 등이 갖추어진 한복 윗옷

세로 열쇠
1. 이익을 적게 보고 많이 파는 것
3. 신맛이 나는 작은 열매로, 주로 청이나 장아찌를 담그는 데 사용됨

95

날짜: 년   월   일   요일   이름:

가로 열쇠

1. 무거운 짐을 등에 지고 나르기 위해 사용하는 나무로 만든 도구
3. 뽀빠이가 먹으면 힘이 세지는, 철분이 많은 녹색 채소

세로 열쇠

2. 여러 사람에게 알릴 내용을 게시하는 판
4. 남을 위하여 수고한 것을 생색내며 스스로 자랑함

날짜: 년 월 일 요일   이름:

가로 열쇠
1. 어떤 일이나 사물을 몹시 사랑하고 즐기는 사람
3. 엿을 파는 사람

세로 열쇠
2. 늙은 호박을 고아서 만든 엿
4. 청각 장애가 있는 사람들이 말 대신 손의 움직임으로 의미를 전달하는 언어

날짜: 년 월 일 요일   **이름:**

가로 열쇠

2. 문구류와 학용품 등을 파는 가게

세로 열쇠

1. 연설할 내용을 적은 글

3. 앉을 때 밑에 까는 것. 돈○○

4. 가깝게 오래 사귄 사람. ○○ 따라 강남 간다

날짜:　　　　년　월　일　요일　　　이름:

가로 열쇠

1. 흡연자들이 담배를 피울 수 있도록 따로 마련된 공간

3. 전쟁이나 싸움에서 적이 되는 군대. 아군의 반대말

세로 열쇠

2. 실제로 이루어 낸 업적이나 성과

4. 식사 외에 과자나 간식 등을 먹는 일

날짜: 　　년　　월　　일　　요일　　　이름:

가로 열쇠

1. 동네에서 노는 아이들 가운데 우두머리 노릇을 하는 아이

3. 닭의 내장을 빼고 인삼, 대추, 찹쌀 따위를 넣어 고아 만드는 보양 음식

세로 열쇠

2. 목욕을 할 수 있는 시설

4. 몇 명의 사람이 한 팀이 되어서 일정 구간을 나누어 순서대로 달리는 경기

날짜: 년 월 일 요일　**이름:**

가로 열쇠

3. 색칠하는 데 쓰이는 막대기 모양의 도구

세로 열쇠

1. 관광객을 위하여 운행하는 버스

2. 뾰족한 갈래가 있는, 음식을 집어 먹는 데 쓰는 서양식 식기

4. 프랑스의 수도

정답

1.
- 요강
- 아가씨 / 강지풀 / 씨름

2.
- 공휴일
- 휴전 / 선생님 / 생일

3.
- 짚신
- 고무신 / 무지 / 개미

4.
- 중학교 / 교통사고 / 냉장고 / 사돈

5.
- 서울
- 울릉도 / 도망 / 망상

6.
- 부산
- 소설 / 설악산

7.
- 대전성기 / 전증 / 성거울

8.
- 전주 / 주인공 / 공장 / 장기

9.
- 한강 / 남편 / 편지 / 지지도

10.
- 교수 / 수돗물 / 물레방아 / 방화

11.
- 대도시 / 시래기 / 줄다리기

12.
- 양보 / 보일러 / 러시아 / 시장

13.
- 백일
- 홍길동 / 길동무 / 무식

14.
- 수묵화 / 화투 / 투표 / 표리부동

15.
- 이순신 / 순두부 / 부장 / 장구

16.
- 퇴직금 / 안중근 / 중고

17.
- 김좌진 / 좌회전 / 회전우 / 우애 / 애호박

18.
- 비행기 / 행사장 / 사장 / 장남 / 남극

19.
- ¹녹
- ²주 차 ³장
- 독
- ⁴대 사 관

20.
- ¹자 전 ²거
- 짓
- ³말 ⁴뚝
- 배
- 기

21.
- ¹첫
- ²눈 ³꺼 풀 ⁵눈
- ⁴밭 농 사
- 람

22.
- ¹경 ²보
- 자
- ³기 상 ⁴청
- 자

23.
- ¹보
- ²이 름
- ³달 맞 ⁴이
- 사

24.
- ¹연
- 습
- ²불 장 ³난
- ⁴간 신

25.
- ¹해 돋 이
- ²장 수
- 욕
- ³낙 장 불 입

26.
- ¹운 ²동 화
- 서
- ³남 남 ⁴북 녀
- 북 경

27.
- ¹찰 떡 ³궁 합
- 옥 금
- ²목 수 증
- 수

28.
- ¹동 치 ²미
- 꾸
- ³마 누 라
- ⁴지 휘 자

29.
- ¹청
- ²깨 소 ³금
- 메
- ⁴달 력

30.
- ¹간 호 ²사
- ³고 ⁴깔
- 때
- ⁵악 기

31.
- ¹갈 ²치
- 마
- ³폭 ⁴탄
- 생

32.
- ¹명
- ²태 극 ³기
- ⁴회 ⁵고 록
- 통

33.
- ¹금
- ²수 박
- ³간 강
- ⁴첩 첩 산 중

34.
- ¹애
- ²대 ³한 민 국
- 글
- ⁴날 개

35.
- ¹백 발 ²백 중
- 두
- ³산 수 ⁴화
- 채

36.
- ¹독
- 립 ³라
- ²운 전 면 허 ⁴증
- 동 조

37.
우	표	
	지	
	판	사
		랑
		방

38.
맷	돌	
	풍	경
		찰	떡
		관	

39.
소	금	
	강	
	산	보
			약

40.
선	풍	기	
	후	보	자
		청	
		기	

41.
정			
의	사		
	진	달	래
		걀	

42.
배	우		
	산	파	
		리	
		채	

43.
제			
명	의		
	형	사	
	제		

44.
햄	버	거	
		미	술	관
				광
				지

45.
		칼	
	미	역	국
		수	육
			회

46.
감			
자			
탕	수	육	
	영		
	복	채	

47.
전	화	기	
	장		
	실	타	래
		조	

48.
현			
관	리	인	
질	문	절	
		미	

49.
베	란	다	
트		리	
남		미	국
			기

50.
아			
파			
트	로	트	
		집	주	인

51.
시	집	살	이
외			구
버			
스	트	레	스

52.
약	속		
	임		
	수	영	장
	국		

53.
청	렴	결	백
		정	치
			와
			와

54.
헤	엄		
	지	우	개
			천	재
				절

55.
- 가로: ¹도마, ³표정, ⁵부작용
- 세로: ²마침표, ⁴정부작용(정)

격자:
- ¹도 ²마
- 　 침
- ³표 ⁴정
- 　 　 ⁵부 작 용

56.
- ¹코 ²알 ²라
- 　 　 이
- 　 ³터 ⁴널
- 　 　 　 뛰
- 　 　 　 기

57.
- ¹절 ²구
- 　 멍
- ³분 가
- 　 ⁴게 장

58.
- ¹인
- ²파 ³도
- 　 ⁴매 화
- 　 　 상

59.
- 　 　 　 ¹스
- ³입 ²올 케
- 　 　 이
- 방
- ⁴아 스 팔 트

60.
- 　 ¹아
- ²골 프 　 ⁴돈
- 　 리 　 가
- ³카 리 스 마

61.
- 　 ¹과
- 　 체
- 　 ²관 중
- ³광 복 절

62.
- 　 　 ¹일
- ²해 ³바 라 기
- 　 람 　 ⁴예 절
- 　 　 　 보

63.
- ¹일 ²자 무 ³식
- 　 석 　 료
- 　 　 　 ⁴품 ⁵절
- 　 　 　 　 편

64.
- ¹보 릿 ²고 개
- 　 　 등
- 　 ³암 행 어 ⁴사
- 　 　 　 　 전

65.
- ¹동
- ²요 리 ³사
- 　 　 진
- 　 　 ⁴기 차

66.
- ¹병 ²풍
- 　 　 ³비 상 구
- ⁴두 레 박
- 　 　 산

67.
- ¹욕 ²심
- 　 청
- 　 ³전 봇 ⁴대
- 　 　 　 패

68.
- ¹유 ²산
- 전 　 ³어
- 수 　 물
- ⁴부 전 자 전

69.
- ¹전
- ²통 행 ³금 지
- 　 　 반
- 　 　 ⁴지 진

70.
- ¹족 ²두 리
- 　 루
- 　 ³미 숫 ⁴가 루
- 　 　 　 지

71.
- ¹댕 ²기 머 리
- 　 네
- 　 ³스 키 ⁴장
- 북 　 　 롱

72.
- ¹청 바 ²지
- 　 　 ³성 ⁴경
- 　 　 　 ⁵마 당
- 　 　 　 　 장

73.
- 함진아비
- 진품
- 아비밀번호
- 비호구

74.
- 가수
- 수요일
- 일요일기

75.
- 반팔
- 팔도강산
- 산들바람
- 이보

76.
- 장가마르마
- 가마솥뚜껑

77.
- 정오뉴
- 오월말복

78.
- 고
- 백마고지
- 마스크
- 지하철

79.
- 구보조개
- 조나이테
- 개나리

80.
- 유리잔
- 잔치국경
- 국고수

81.
- 망둥이간
- 다듬이질장

82.
- 하품
- 품앗이
- 이열치열쇠

83.
- 반딧불이
- 불국사
- 사기타

84.
- 부케이블카
- 카센터
- 터울

85.
- 우물
- 물벼락
- 벼농사과

86.
- 양
- 무궁화한
- 해장국어

87.
- 동
- 영화관
- 영양
- 소문

88.
- 허수아비
- 수팥떡
- 비상석계단

89.
- 손오공
- 수건
- 자개장
- 딴지

90.
- 부뚜막
- 막걸리
- 리본성

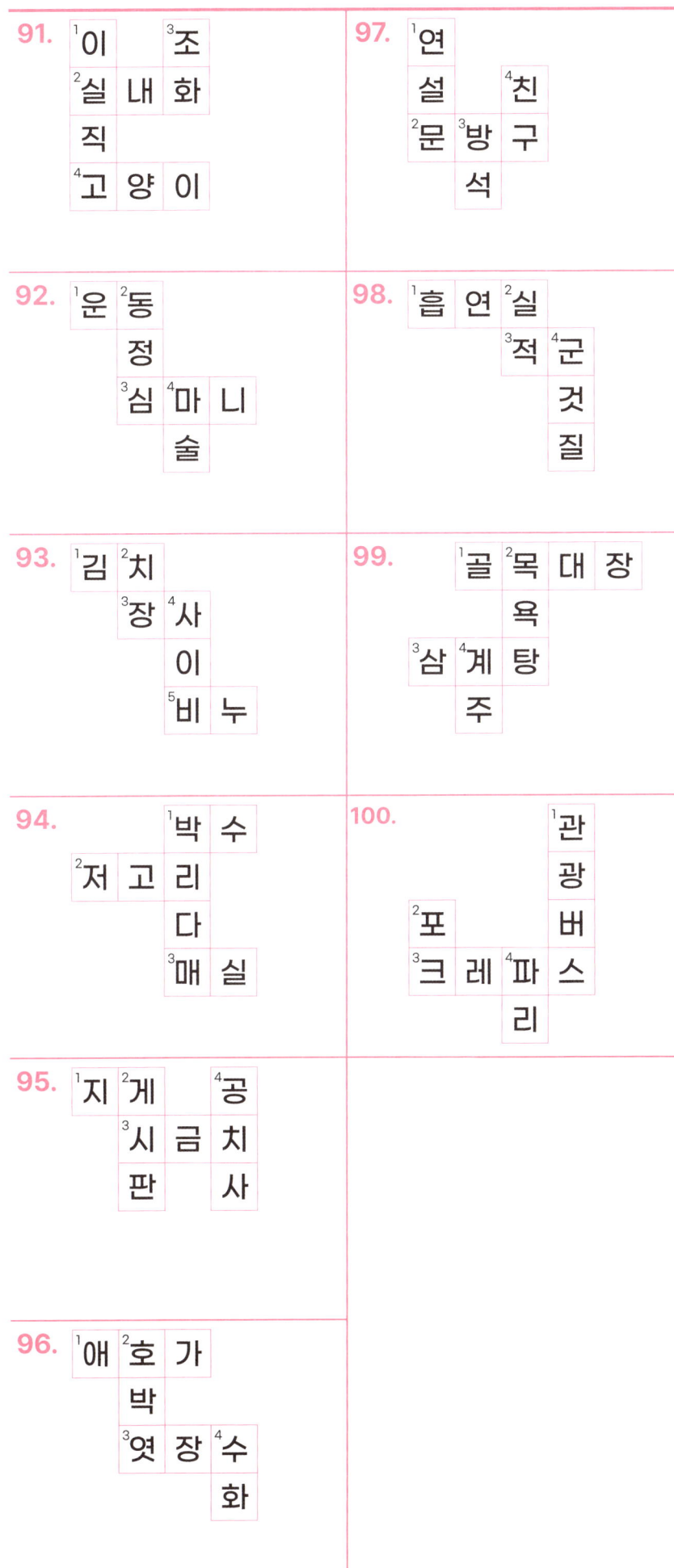

백 세까지 건강한 뇌, 백 문제로 치매 예방
100세 100문 짧고 쉬운 가로 세로 낱말 퍼즐

1판 1쇄 펴냄　2025년 10월 15일

지은이　WG Contents Group

펴낸곳　㈜북핀
등록　　제2021-000086호(2021. 11. 9)
주소　　경기도 부천시 조마루로385번길 92
전화　　032-240-6110 / **팩스**　02-6969-9737

ISBN　979-11-91443-44-8　13710
값　　12,000원

이 책은 저작권법에 따라 보호받는 저작물이므로 무단전재와 무단복제를 금합니다.
파본이나 잘못 만들어진 책은 구입하신 서점에서 바꾸어 드립니다.
Copyright ⓒ 2025 by WG Contents Group
All rights reserved. No part of this publication may be reproduced, stored in a retrieval system, or transmitted in any form or by any means, without the prior written permission of the publishers.